Dr. GIRIJA KUMARI

Inovação e cenários éticos na investigação clínica

Dr. GIRIJA KUMARI

Inovação e cenários éticos na investigação clínica

ScienciaScripts

Imprint

Any brand names and product names mentioned in this book are subject to trademark, brand or patent protection and are trademarks or registered trademarks of their respective holders. The use of brand names, product names, common names, trade names, product descriptions etc. even without a particular marking in this work is in no way to be construed to mean that such names may be regarded as unrestricted in respect of trademark and brand protection legislation and could thus be used by anyone.

Cover image: www.ingimage.com

This book is a translation from the original published under ISBN 978-620-7-47680-0.

Publisher:
Sciencia Scripts
is a trademark of
Dodo Books Indian Ocean Ltd. and OmniScriptum S.R.L publishing group

120 High Road, East Finchley, London, N2 9ED, United Kingdom
Str. Armeneasca 28/1, office 1, Chisinau MD-2012, Republic of Moldova, Europe
Printed at: see last page
ISBN: 978-620-7-69831-8

INOVAÇÃO E
CENÁRIOS ÉTICOS
NA INVESTIGAÇÃO CLÍNICA

Dr. Girija Kumari, PhD

Professor Assistente e Diretor do Programa de

Departamento de Investigação Clínica do

Escola de Medicina de Amity, Universidade de Amity

Haryana, Gurugram, ÍNDIA

Dedicado

à

Família GV de Madhav

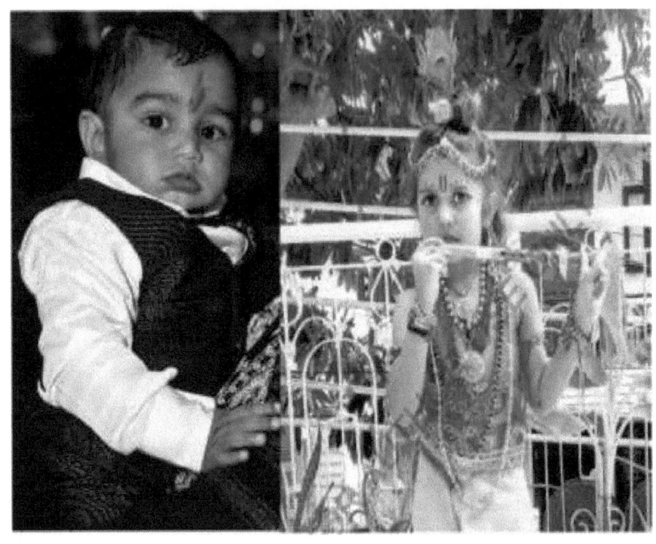

PREFÁCIO

O livro "Innovation & Ethical Landscapes in Clinical Research", escrito pela Dra. GIRIJA KUMARI, analisa o intrincado equilíbrio entre a inovação nos avanços médicos e as considerações éticas que salvaguardam a dignidade e o bem-estar humanos.

O livro começa com uma discussão fundamental sobre o papel dos medicamentos na melhoria da saúde e do bem-estar, sublinhando os riscos envolvidos nos ensaios clínicos e a obrigação ética de minimizar os danos. A governação e a supervisão ética são destacadas como mecanismos para maximizar o bem-estar dos participantes e, ao mesmo tempo, promover a inovação.

A narrativa avança através de uma exploração das normas globais e dos quadros regulamentares que sustentam a conduta ética da investigação clínica. As inovações na supervisão ética, como os comités de ética e os conselhos de monitorização de dados, são apresentadas como desenvolvimentos importantes na proteção do bem-estar dos participantes.

O livro está estruturado em oito capítulos, começando com a evolução histórica dos ensaios clínicos, que prepara o terreno para compreender o desenvolvimento de normas éticas e o impacto transformador da inovação nas metodologias dos ensaios clínicos. Aborda os papéis e as responsabilidades das partes interessadas, os desafios éticos nos mercados emergentes e as direcções futuras das inovações éticas, concluindo com uma síntese dos temas explorados.

O texto do Dr. GIRIJA é um apelo à ação para manter o delicado equilíbrio entre a procura de inovação e a adesão à integridade ética. Sublinha a importância de os quadros éticos evoluírem a par dos avanços científicos, a fim de garantir que o bem-estar dos participantes permaneça no centro da agenda da investigação. Este equilíbrio é crucial para o avanço da ciência médica, ao mesmo tempo que se mantêm as normas éticas, garantindo que a procura de novas terapias é efectuada com respeito pela dignidade e pelo bem-estar humanos.

O livro não é apenas um testemunho da complexidade do avanço da ciência médica dentro de limites éticos, mas também um guia para as partes interessadas navegarem por estes desafios.

Defende a vigilância contínua, o avanço dos quadros éticos, a investigação inclusiva e equitativa, a colaboração global e o envolvimento e a educação do público. Alcançar este equilíbrio é fundamental para resolver os desafios da saúde de forma ética e inovadora, garantindo que o progresso da medicina beneficia toda a humanidade.

Índice

INTRODUÇÃO

Inovação e cenários éticos na investigação clínica

A interação entre a inovação no desenvolvimento de medicamentos e as considerações éticas na investigação clínica é uma paisagem dinâmica e complexa, moldada pela procura de avanços médicos e pelo imperativo de salvaguardar a dignidade e o bem-estar humanos. Esta introdução procura explorar esta interação multifacetada, sublinhando a importância primordial da ética na orientação do processo de inovação para resultados benéficos para a sociedade.

O papel dos medicamentos na saúde e no bem-estar

Os medicamentos são fundamentais para melhorar a saúde e o bem-estar, oferecendo meios para prevenir doenças e aliviar o sofrimento. O desenvolvimento de novos fármacos é um testemunho do engenho humano e uma resposta aos desafios em evolução nos cuidados de saúde. No entanto, este processo não é isento de riscos, especialmente durante os ensaios clínicos, onde o potencial de danos para os participantes é grande. Equilibrar a procura de inovação com a obrigação ética de proteger os participantes nos ensaios clínicos de danos indevidos é um tema central na investigação clínica.

Governação e supervisão ética

A governação dos ensaios clínicos engloba um espetro de considerações éticas, desde o consentimento informado até à gestão de conflitos de interesses e à prestação de cuidados pós-ensaio. No seu cerne, a governação visa maximizar o bem-estar dos participantes, ao mesmo tempo que promove um ambiente propício à inovação. Isto implica uma avaliação cuidadosa dos riscos e benefícios, uma comunicação transparente com os participantes no ensaio e um compromisso com os princípios éticos ao longo de todo o processo de investigação.

Normas globais e quadros regulamentares

A conduta ética da investigação clínica é sustentada por directrizes internacionais e regulamentos nacionais, que fornecem uma base para a supervisão ética. Instrumentos como a Declaração de Helsínquia e as normas de Boas Práticas Clínicas (BPC) articulam os princípios éticos que regem os ensaios clínicos, realçando o respeito pelas pessoas, a beneficência e a justiça. Estas directrizes funcionam como uma bússola, orientando os investigadores e patrocinadores na conceção e execução éticas dos estudos clínicos.

Desafios éticos e inovações

O panorama ético da investigação clínica é marcado por desafios e debates contínuos. Questões como a exploração de populações vulneráveis, a transparência dos dados dos ensaios e as implicações éticas da utilização de placebos estão na linha da frente dos debates. Em resposta, o campo tem assistido a inovações na supervisão ética, incluindo o desenvolvimento de comités de ética e comissões de monitorização de dados, que desempenham um papel fundamental na salvaguarda do bem-estar dos participantes.

Equilíbrio entre inovação e ética

A procura de inovação no desenvolvimento de medicamentos está intrinsecamente ligada a considerações éticas. Esta relação é caracterizada por um esforço contínuo para alinhar o progresso científico com o imperativo de proteger os seres humanos. Encontrar um equilíbrio entre estes objectivos exige uma compreensão diferenciada das dimensões éticas da investigação clínica e um compromisso de colocar o bem-estar dos participantes no centro do processo de inovação.

A interação entre a inovação e a ética na investigação clínica é um testemunho da complexidade do avanço da ciência médica, ao mesmo tempo que se respeitam as normas éticas. À medida que o campo evolui, é imperativo que as considerações éticas permaneçam no centro da agenda de investigação, garantindo que a procura de novas terapias é conduzida com o maior respeito pela dignidade e bem-estar humanos. Este equilíbrio delicado é a pedra angular da investigação clínica ética, orientando o desenvolvimento de medicamentos que salvam vidas de uma forma que honra a confiança e o bem-estar de todos os participantes.

CAPÍTULO-1
EVOLUÇÃO DOS ENSAIOS CLÍNICOS

A história dos ensaios clínicos desenrola-se como uma narrativa convincente da procura da humanidade para compreender e melhorar os tratamentos médicos através da investigação sistemática. Este capítulo apresenta uma exploração perspicaz do surgimento dos ensaios clínicos, do desenvolvimento de normas éticas e do impacto transformador da inovação nas metodologias dos ensaios clínicos.

PERSPECTIVA HISTÓRICA DOS ENSAIOS CLÍNICOS

Origens e primeiros exemplos: O conceito de comparação de tratamentos médicos para determinar a sua eficácia remonta a séculos. Um dos primeiros ensaios clínicos documentados foi efectuado por James Lind em 1747 para identificar uma cura para o escorbuto entre os marinheiros. Este ensaio sublinhou a importância da análise comparativa na investigação médica, estabelecendo um precedente para estudos futuros.

O despertar ético: O século XX foi testemunha de lapsos éticos significativos na investigação médica, mais notoriamente durante a Segunda Guerra Mundial. Esses eventos catalisaram um acerto de contas global com as dimensões éticas da pesquisa clínica, levando à formulação do Código de Nuremberg em 1947. Este conjunto de princípios enfatizou a necessidade do consentimento informado, da participação voluntária e da minimização dos riscos, lançando as bases para a ética da investigação moderna.

ESTABELECIMENTO DE NORMAS ÉTICAS

Declaração de Helsínquia: Adoptada em 1964 pela Associação Médica Mundial, a Declaração de Helsínquia baseou-se nos princípios do Código de Nuremberga, oferecendo um quadro mais abrangente para a investigação ética envolvendo seres humanos. Foi revista várias vezes para abordar considerações éticas em evolução, reforçando a sua relevância e autoridade na orientação de práticas de investigação éticas.

Directrizes de Boas Práticas Clínicas (GCP): O desenvolvimento das directrizes GCP marcou um avanço significativo na padronização dos ensaios clínicos. Estas directrizes asseguram a integridade ética e científica da investigação clínica, centrando-se na proteção dos sujeitos humanos, na exatidão dos dados e no cumprimento dos requisitos regulamentares.

O PAPEL DA INOVAÇÃO NAS METODOLOGIAS DOS ENSAIOS CLÍNICOS

Avanços tecnológicos: A integração da tecnologia nos ensaios clínicos revolucionou a forma como a investigação é conduzida. Desde registos de saúde electrónicos e consentimento informado digital até à monitorização remota e telemedicina, a tecnologia melhorou a eficiência, a precisão dos dados e o envolvimento dos participantes.

Desenhos adaptativos: A introdução de concepções de ensaios adaptativas permitiu uma maior flexibilidade na investigação. Ao permitir alterações ao protocolo do ensaio com base em resultados intermédios, as concepções adaptativas podem reduzir os custos e os prazos, melhorar a eficiência e potencialmente acelerar a disponibilização de novos tratamentos aos doentes.

Abordagens centradas no paciente: Reconhecendo o devido à importância da experiência do participante, os ensaios clínicos têm vindo a adotar cada vez mais abordagens centradas no doente. Estas metodologias dão prioridade ao conforto, às preferências e à conveniência dos participantes, com o objetivo de melhorar o recrutamento, a retenção e a qualidade geral da experiência de investigação.

Ensaios descentralizados: O conceito de ensaios descentralizados ou virtuais representa uma mudança de paradigma na investigação clínica. Ao tirar partido das tecnologias digitais para realizar ensaios à distância, os investigadores podem alargar a participação, reduzir as barreiras à inscrição e recolher dados em contextos reais, oferecendo uma compreensão mais inclusiva e representativa dos efeitos do tratamento.

A evolução dos ensaios clínicos, desde as suas experiências iniciais até aos estudos sofisticados e eticamente fundamentados de hoje, ilustra a procura incessante de conhecimentos médicos e o compromisso de salvaguardar a dignidade humana. Através da inovação contínua e da adesão a normas éticas, os ensaios clínicos tornaram-se uma pedra angular da investigação médica, impulsionando os avanços nos cuidados de saúde e oferecendo esperança para o tratamento de doenças em todo o mundo. Ao olharmos para o futuro, as lições aprendidas com a história e o potencial das tecnologias e metodologias emergentes prometem aumentar ainda mais o impacto e a eficácia dos ensaios clínicos.

As inovações no desenvolvimento de medicamentos conduziram ao aparecimento de numerosos novos medicamentos, dispositivos, tecnologias e métodos de tratamento, trazendo benefícios significativos para a saúde humana. No entanto, o rápido desenvolvimento de investigação clínica inovadora também apresenta riscos potenciais e considerações éticas. A ética médica desempenha um papel crucial na garantia da segurança e do bem-estar dos participantes na investigação e actua como um "travão" neste veículo de inovação a alta velocidade. As considerações éticas na investigação clínica abrangem vários aspectos, incluindo a importância da ética na conceção do estudo e no recrutamento dos participantes, considerações éticas específicas na avaliação de produtos médicos, estudos epidemiológicos, genética humana e investigação genómica, estudos de transplantação, procedimentos reprodutivos, investigação entre populações geriátricas e pediátricas e desenvolvimento de vacinas e dispositivos de diagnóstico. Além disso, é necessário abordar a distribuição desigual dos locais de ensaios clínicos em termos geográficos e de rendimentos, a fim de garantir um acesso equitativo aos benefícios da investigação clínica. A justificação ética para os ensaios clínicos aleatórios (RCT) baseia-se na noção de equilíbrio clínico, mas a proeminência dos RCT está a ser posta em causa por novas modalidades terapêuticas e abordagens alternativas à produção de provas. Foram desenvolvidas directrizes éticas internacionais baseadas em consensos para a investigação clínica, incluindo resultados comunicados pelos doentes (PRO), para abordar questões éticas específicas da investigação clínica PRO e garantir dados de elevada qualidade, minimizando o risco e os encargos para os participantes.

A evolução dos ensaios clínicos é uma narrativa convincente que atravessa séculos, impulsionada pela procura da humanidade para compreender e melhorar os tratamentos médicos. O conceito de comparar tratamentos médicos para estabelecer a eficácia remonta ao século XVIII, com o ensaio de escorbuto de James Lind como um dos primeiros exemplos. O século XX assistiu a lapsos éticos significativos, que levaram à formulação do Código de Nuremberga e da Declaração de Helsínquia, que enfatizavam o consentimento informado e a proteção dos seres humanos. As directrizes de Boas Práticas Clínicas (BPC) normalizaram ainda mais as práticas de investigação ética. Os avanços tecnológicos revolucionaram os ensaios clínicos, permitindo registos de saúde electrónicos, concepções de ensaios adaptáveis e abordagens centradas no doente. Surgiu o conceito de ensaios descentralizados, aproveitando as tecnologias digitais para alargar a participação e recolher dados do mundo real. Através da inovação contínua e da adesão a normas éticas, os ensaios clínicos tornaram-se uma pedra angular da investigação médica, impulsionando os avanços nos cuidados de saúde (1-13).

CHAPTER- 2
QUADROS ÉTICOS NA INVESTIGAÇÃO CLÍNICA

A realização de investigação clínica é sustentada por uma estrutura complexa de considerações éticas, concebida para proteger a dignidade, os direitos e o bem-estar dos participantes. Este capítulo analisa as várias directrizes e enquadramentos éticos internacionais que regem os ensaios clínicos, seguido de estudos de caso ilustrativos que destacam os dilemas éticos e as suas resoluções.

EXPLORAÇÃO DE DIRECTRIZES E QUADROS ÉTICOS INTERNACIONAIS

O Código de Nuremberga: Desenvolvido no rescaldo da Segunda Guerra Mundial, o Código de Nuremberga foi o primeiro conjunto formalizado de princípios éticos para a experimentação humana. Os seus princípios enfatizam o consentimento voluntário, a necessidade de os resultados científicos superarem os riscos e a exigência de cientistas qualificados para conduzir a investigação.

A Declaração de Helsínquia: Este documento fundamental, adotado pela primeira vez pela Associação Médica Mundial em 1964 e posteriormente revisto, define os princípios éticos para a investigação médica envolvendo seres humanos. Introduz conceitos como a importância da análise pelos pares, a primazia do bem-estar do participante sobre os interesses da ciência e da sociedade e o requisito de consentimento informado.

Relatório Belmont: Originado nos Estados Unidos em 1979, o Relatório Belmont identifica três princípios éticos fundamentais: respeito pelas pessoas (autonomia), beneficência (maximizar os benefícios e minimizar os danos) e justiça (equidade na distribuição). Estes princípios influenciaram significativamente a ética da investigação em todo o mundo, em particular na formação dos Conselhos de Revisão Institucional (IRB).

Boas Práticas Clínicas (BPC): A GCP é uma norma internacional de qualidade ética e científica para a conceção, realização, registo e comunicação de ensaios que envolvam a participação de seres humanos. O cumprimento das GCP garante a proteção dos direitos, segurança e bem-estar dos participantes nos ensaios, de acordo com os princípios que têm a sua origem na Declaração de Helsínquia.

ESTUDOS DE CASOS QUE ILUSTRAM PROBLEMAS E SOLUÇÕES ÉTICAS

Estudo de caso 1- Utilização de placebos nos países em desenvolvimento

Problema: Um ensaio realizado num país em desenvolvimento utilizou um grupo de controlo com placebo para testar a eficácia de um novo medicamento para uma doença letal, mas tratável. Este facto levantou preocupações éticas sobre a recusa de tratamento padrão ao grupo placebo quando esse tratamento estava disponível.

Solução: A resolução ética para este dilema envolveu garantir que todos os participantes recebessem pelo menos o tratamento padrão disponível no seu país. O ensaio também garantiu aos participantes o acesso pós-ensaio ao medicamento eficaz. Este caso sublinha o princípio ético da beneficência e a importância de equilibrar os objectivos científicos com o bem-estar dos participantes.

Estudo de caso 2 - Consentimento informado na investigação pediátrica

Problema: Um ensaio clínico destinado a investigar um medicamento pediátrico enfrentou desafios na obtenção do consentimento informado devido à idade e às capacidades de compreensão dos participantes.

Solução: O ensaio implementou um processo de consentimento faseado, envolvendo o consentimento da criança e o consentimento dos pais, com materiais adaptados ao nível de desenvolvimento das crianças participantes. Esta abordagem respeita a autonomia dos jovens participantes, ao mesmo tempo que garante que os pais tomam decisões informadas sobre o envolvimento dos seus filhos, reflectindo o princípio ético do respeito pelas pessoas.

Estudo de caso 3- Preocupações com a privacidade na investigação genética

Problema: Um ensaio clínico que envolveu testes genéticos suscitou preocupações quanto à potencial violação da privacidade e confidencialidade da informação genética, o que poderia ter implicações para a futura segurança social e empregabilidade dos participantes.

Solução: O ensaio adoptou medidas rigorosas de proteção de dados, incluindo a desidentificação de amostras, o armazenamento seguro de dados e protocolos de acesso limitado. Os participantes também foram informados sobre as medidas adoptadas para proteger a sua privacidade, em conformidade com o princípio ético da justiça, protegendo os participantes contra danos e discriminação.

Os enquadramentos éticos na investigação clínica servem de bússola que orienta a realização de ensaios de uma forma que respeita, protege e trata os participantes de forma justa. Através da exploração de directrizes internacionais e da análise de estudos de caso, torna-se evidente que os dilemas éticos nos ensaios clínicos são multifacetados. As resoluções para estes dilemas requerem um equilíbrio ponderado entre a procura científica e a obrigação ética, assegurando que o bem-estar dos participantes é sempre a consideração primordial. medida que a investigação clínica continua a evoluir, estes princípios e quadros éticos continuarão a ser fundamentais para promover a confiança, a integridade e a humanidade na procura de conhecimentos e avanços médicos.

Os quadros éticos na investigação clínica são essenciais para proteger os direitos, o bem-estar e a dignidade dos participantes. Estes quadros são orientados por directrizes e princípios internacionais, como o Código de Nuremberga, a Declaração de Helsínquia, o Relatório Belmont e as Boas Práticas Clínicas (BPC). Os estudos de caso destacam os dilemas éticos e as suas resoluções em ensaios clínicos. Num caso, a preocupação ética da utilização de placebo em países em desenvolvimento foi resolvida garantindo que todos os participantes recebiam, pelo menos, cuidados padrão e acesso pós-ensaio ao medicamento eficaz. Os desafios do consentimento informado na investigação pediátrica foram resolvidos através de um processo de consentimento escalonado que envolveu o consentimento da criança e o consentimento dos pais, adaptado ao nível de desenvolvimento da criança. As preocupações com a privacidade na investigação genética foram resolvidas através da implementação de medidas rigorosas de proteção de dados e da informação dos participantes sobre as salvaguardas da privacidade. Estes estudos de caso demonstram a importância de equilibrar os objectivos científicos com o bem-estar dos participantes, respeitando a autonomia e salvaguardando a privacidade e a confidencialidade. Os quadros e princípios éticos continuam a ser cruciais para garantir o bem-estar dos participantes e promover a confiança e a integridade na investigação clínica (14-20).

CAPÍTULO- 3
PERSPECTIVAS E INOVAÇÕES REGULAMENTARES

O panorama da investigação clínica é marcadamente moldado por quadros regulamentares que regem a realização de ensaios clínicos, garantindo a segurança, a eficácia e a integridade ética. Este capítulo apresenta uma análise da supervisão regulamentar em diferentes regiões, com destaque para os Estados Unidos e a Índia, e explora a forma como os quadros regulamentares influenciam a inovação no desenvolvimento de medicamentos.

SUPERVISÃO REGULAMENTAR EM DIFERENTES REGIÕES

Estados Unidos

A supervisão regulamentar dos ensaios clínicos nos Estados Unidos é gerida principalmente pela Food and Drug Administration (FDA), com base na Federal Food, Drug, and Cosmetic Act (FD&C Act). O Centro de Avaliação e Investigação de Medicamentos (CDER) da FDA supervisiona a aprovação e a regulamentação de medicamentos, assegurando que estão disponíveis medicamentos seguros e eficazes para o público americano.

Os principais marcos regulamentares incluem as Emendas Kefauver-Harris de 1962, que exigiam que os fabricantes de medicamentos apresentassem provas da eficácia e segurança dos seus medicamentos antes da aprovação. O estabelecimento de directrizes de Boas Práticas Clínicas (GCP) padronizou ainda mais os ensaios clínicos, dando ênfase aos princípios éticos e à segurança dos participantes. A FDA também aplica o processo de candidatura a Investigational New Drug (IND), em que os patrocinadores têm de demonstrar dados de segurança iniciais antes de iniciarem ensaios clínicos.

Índia

Na Índia, a Central Drugs Standard Control Organization (CDSCO), sob a Direção-Geral dos Serviços de Saúde, é responsável pela regulamentação dos produtos farmacêuticos e dos ensaios clínicos. O panorama regulamentar na Índia evoluiu rapidamente em resposta à integração global e à necessidade de alinhamento com as normas internacionais.

Foram introduzidas reformas regulamentares significativas na sequência de preocupações públicas e éticas sobre a realização de ensaios. A Lei e as Regras sobre Medicamentos e Cosméticos foram alteradas para incorporar requisitos rigorosos para os ensaios clínicos, incluindo considerações éticas, indemnização por lesões relacionadas com os ensaios e requisitos para o consentimento informado. O estabelecimento das directrizes do Conselho Indiano de Investigação Médica (ICMR) alinha ainda mais as considerações éticas com as normas mundiais.

IMPACTO DOS QUADROS REGULAMENTARES NA INOVAÇÃO

Facilitar a inovação

Os quadros regulamentares desempenham um papel crucial na facilitação da inovação no desenvolvimento de medicamentos. Ao estabelecer padrões claros de segurança, eficácia e conduta ética, os organismos reguladores fornecem um caminho estruturado para a introdução de novas terapias. Programas como a designação "Breakthrough Therapy" da FDA aceleram o desenvolvimento e a análise de medicamentos que demonstram uma melhoria substancial em relação aos tratamentos existentes para doenças graves, incentivando assim a inovação.

Desafios à inovação

No entanto, a complexidade e a rigidez dos requisitos regulamentares também podem colocar desafios à inovação. Os elevados custos associados ao cumprimento das normas regulamentares podem dissuadir as empresas mais pequenas de entrar no mercado, limitando potencialmente a diversidade da inovação. Além disso, o longo processo de aprovação pode atrasar a disponibilização de tratamentos inovadores aos doentes que deles necessitam.

Inovações regulamentares

Em resposta a estes desafios, os organismos reguladores introduziram inovações para simplificar o processo de aprovação, mantendo simultaneamente normas rigorosas de segurança e eficácia. As concepções de ensaios adaptativos, as provas do mundo real e as abordagens centradas no doente são cada vez mais reconhecidas pelas entidades reguladoras como ferramentas valiosas no desenvolvimento de medicamentos. Estas inovações têm como objetivo tornar o processo de desenvolvimento de medicamentos mais eficiente, flexível e sensível às necessidades dos doentes.

Colaboração inter-regional

A colaboração inter-regional e a harmonização das normas regulamentares, como por exemplo através do Conselho Internacional para a Harmonização dos Requisitos Técnicos dos Medicamentos para Uso Humano (ICH), melhoram o acesso global a terapias inovadoras. Estas colaborações visam reduzir as redundâncias, racionalizar os processos regulamentares e facilitar a partilha de boas práticas, promovendo assim um ambiente propício à inovação.

Os quadros regulamentares desempenham um papel fundamental na definição do panorama do desenvolvimento de medicamentos, equilibrando a necessidade de inovação com o imperativo de proteção da saúde pública. Ao analisar a supervisão regulamentar em regiões como os Estados Unidos e a Índia, torna-se evidente que, embora os regulamentos sejam essenciais para garantir a segurança e a eficácia, também devem evoluir para acomodar e incentivar a inovação. À medida que o panorama farmacêutico global continua a evoluir, os organismos reguladores são desafiados a adaptar-se e a inovar, assegurando que os quadros regulamentares salvaguardam a saúde pública e fomentam o desenvolvimento de terapias novas e eficazes.

A supervisão regulamentar dos ensaios clínicos em diferentes regiões, como os Estados Unidos e a Índia, desempenha um papel crucial para garantir a segurança, a eficácia e a integridade ética no desenvolvimento de medicamentos. Nos Estados Unidos, a Food and Drug Administration (FDA) é responsável pela supervisão regulamentar, regida pela Federal Food, Drug, and Cosmetic Act (FD&C Act). Por outro lado, a Índia sofreu alterações significativas no seu quadro regulamentar para os ensaios clínicos. As Novas Regras sobre Medicamentos e Ensaios Clínicos, de 2019, substituíram as anteriores Regras sobre Medicamentos e Cosméticos de 1945, com o objetivo de simplificar os regulamentos e proporcionar um processo mais eficiente para os ensaios clínicos. Estes quadros regulamentares têm um impacto direto na inovação e na realização da investigação clínica, com o objetivo de promover a eficiência da investigação, reduzir os custos e proteger os direitos dos participantes na investigação (21-25).

CHAPTER- 4
DINÂMICA DA INOVAÇÃO NOS ENSAIOS CLÍNICOS

O domínio dos ensaios clínicos é uma tapeçaria intrincada tecida com fios de inovação, considerações éticas e tomada de decisões estratégicas. Este capítulo aprofunda a aplicação da teoria dos jogos à investigação clínica, explorando o equilíbrio matizado entre a promoção da inovação e o cumprimento de normas éticas na conceção e realização de ensaios.

INTRODUÇÃO À TEORIA DOS JOGOS NA INVESTIGAÇÃO CLÍNICA

Noções básicas de teoria dos jogos

A teoria dos jogos é um quadro matemático utilizado para analisar interacções estratégicas entre decisores racionais. Fornece ferramentas para prever resultados em situações em que as acções dos participantes são interdependentes, o que a torna uma lente poderosa através da qual se pode ver a dinâmica dos ensaios clínicos. Neste contexto, os "jogadores" podem incluir empresas farmacêuticas, organismos reguladores, participantes e prestadores de cuidados de saúde, cada um com os seus próprios objectivos e estratégias.

Aplicação a ensaios clínicos

Na investigação clínica, a teoria dos jogos pode elucidar os processos de tomada de decisão envolvidos na conceção dos ensaios, no recrutamento de participantes e na análise de dados. Por exemplo, as empresas farmacêuticas (patrocinadores) e as agências reguladoras envolvem-se num jogo em que as primeiras têm como objetivo demonstrar a eficácia e a segurança de um novo medicamento, ao mesmo tempo que navegam nas normas regulamentares estabelecidas pelas segundas. As decisões tomadas por um jogador afectam as estratégias e os resultados do outro, influenciando a trajetória global do desenvolvimento de medicamentos.

Interacções estratégicas

A teoria dos jogos realça as interacções estratégicas entre as partes interessadas nos ensaios clínicos. Considere-se a decisão de um promotor de conceber um ensaio com medidas de segurança rigorosas ou com uma via mais rápida para o mercado. Os organismos reguladores, antecipando esta escolha, podem ajustar os seus níveis de controlo, afectando a estratégia original do promotor. Esta interação dinâmica, semelhante a um jogo de xadrez, sublinha a complexidade da gestão dos ensaios clínicos.

EQUILÍBRIO ENTRE INOVAÇÃO E CONSIDERAÇÕES ÉTICAS

Inovação na conceção dos ensaios

As concepções inovadoras de ensaios, como as concepções adaptativas, oferecem a flexibilidade de modificar os parâmetros do ensaio com base em dados provisórios. Este facto pode conduzir a ensaios mais eficientes, concentrando os recursos em tratamentos promissores. No entanto, de uma perspetiva teórica do jogo, a decisão de adotar tais concepções envolve o equilíbrio entre a procura de inovação e o compromisso com a segurança dos participantes e a integridade dos dados.

Considerações éticas

As considerações éticas nos ensaios clínicos giram em torno do bem-estar dos participantes, do consentimento informado e do acesso equitativo aos tratamentos experimentais. A teoria dos jogos esclarece os dilemas éticos enfrentados pelos promotores dos ensaios, tais como a escolha entre um desenho de ensaio que pode acelerar o acesso ao mercado, mas com um risco mais elevado para os participantes, e uma abordagem mais segura e tradicional que pode atrasar a disponibilidade de um medicamento para os doentes necessitados.

Ato de equilíbrio

O equilíbrio entre inovação e ética nos ensaios clínicos é delicado. Os modelos de teoria dos jogos podem ajudar a identificar estratégias que optimizem este equilíbrio, assegurando que a procura de avanços científicos não se faz à custa de padrões éticos. Por exemplo, um modelo de jogo cooperativo pode revelar que a partilha de dados de ensaios entre concorrentes pode levar a um desenvolvimento global de medicamentos mais rápido, mantendo elevados padrões éticos.

Implicações regulamentares

Os organismos reguladores desempenham um papel fundamental neste ato de equilíbrio, estabelecendo as regras do jogo. Devem promover um ambiente que incentive a inovação, por exemplo, oferecendo processos de aprovação acelerados para terapias inovadoras, ao mesmo tempo que aplicam directrizes éticas rigorosas para proteger os participantes. As interacções estratégicas entre as entidades reguladoras e as empresas farmacêuticas são fundamentais para alcançar um equilíbrio ótimo entre inovação e ética.

A dinâmica da inovação nos ensaios clínicos, vista através da lente da teoria dos jogos, revela uma interação complexa entre a tomada de decisões estratégicas, considerações éticas e o impulso para o progresso científico. Ao aplicar a teoria dos jogos à investigação clínica, as partes interessadas podem navegar melhor pelos desafios e oportunidades inerentes à conceção e realização de ensaios. Em última análise, o objetivo é alcançar um equilíbrio harmonioso em que os tratamentos inovadores sejam desenvolvidos de forma eficiente e ética, beneficiando os doentes em todo o mundo. A interação entre inovação e ética nos ensaios clínicos é um testemunho da natureza multifacetada da investigação médica, em que cada decisão tem implicações de longo alcance para a saúde e o bem-estar humanos.

A teoria dos jogos é um quadro matemático utilizado para analisar as interacções estratégicas entre decisores racionais em ensaios clínicos. Pode ser aplicada à conceção de ensaios, ao recrutamento de participantes e à análise de dados, destacando as interacções estratégicas entre as partes interessadas. O equilíbrio entre a inovação e as considerações éticas é um desafio fundamental nos ensaios clínicos. Os desenhos de ensaios inovadores, como os desenhos adaptativos, oferecem flexibilidade, mas exigem um equilíbrio entre a inovação e a segurança dos participantes. As considerações éticas giram em torno do bem-estar dos participantes, do consentimento informado e do acesso equitativo aos tratamentos. Os organismos reguladores desempenham um papel fundamental na definição das regras do jogo e na obtenção de um equilíbrio ótimo entre inovação e ética. O objetivo é alcançar um equilíbrio harmonioso em que os tratamentos inovadores sejam desenvolvidos de forma eficiente e ética (26-33).

CHAPTER- 5
FUNÇÕES E RESPONSABILIDADES DAS PARTES INTERESSADAS

O ecossistema dos ensaios clínicos é sustentado pelos papéis intrincados e colaborativos de vários intervenientes, cada um com responsabilidades distintas em relação à inovação, práticas éticas e, em particular, ao bem-estar dos participantes. Este capítulo apresenta uma exploração abrangente do imperativo da indústria farmacêutica em liderar a inovação e as normas éticas, e delineia as responsabilidades atribuídas aos organismos reguladores, às comissões de ética e à indústria em geral.

INDÚSTRIA FARMACÊUTICA: UM DUPLO MANDATO

Promover a inovação

A indústria farmacêutica está na vanguarda da inovação médica, impulsionada pelo imperativo de desenvolver terapias novas e eficazes. Este sector investe significativamente em investigação e desenvolvimento (I&D), percorrendo o complexo caminho desde a descoberta do medicamento até ao mercado. A inovação não se limita apenas a novas entidades medicamentosas, mas estende-se a sistemas de administração de medicamentos, melhorias na formulação e concepções pioneiras de ensaios que podem acelerar os processos de desenvolvimento de medicamentos e melhorar os resultados para os doentes.

Respeitar as práticas éticas

A prática ética na indústria farmacêutica abrange um vasto espetro, desde a garantia da integridade e fiabilidade dos dados dos ensaios clínicos até à defesa da dignidade e dos direitos dos participantes nos ensaios. A indústria está vinculada a directrizes e normas éticas internacionais, como a Declaração de Helsínquia e as Boas Práticas Clínicas (BPC), que ditam a conduta ética dos ensaios clínicos. A adesão a estas directrizes é fundamental para manter a confiança entre os participantes, as entidades reguladoras e o público.

ORGANISMOS REGULADORES: GUARDIÃES DA SEGURANÇA E DA EFICÁCIA

Garantir a conformidade

Os organismos reguladores, como a U.S. Food and Drug Administration (FDA) e a European Medicines Agency (EMA), actuam como guardiões da segurança e eficácia dos medicamentos. As suas responsabilidades incluem a revisão dos protocolos dos ensaios clínicos, a monitorização da realização dos ensaios e a avaliação dos dados de segurança e eficácia dos pedidos de autorização de introdução de novos medicamentos. Estas agências estabelecem o quadro regulamentar em que a indústria farmacêutica opera, garantindo que apenas os medicamentos que cumprem as rigorosas normas de segurança, eficácia e qualidade chegam ao mercado.

Adaptação à inovação

À medida que o panorama farmacêutico evolui, as agências reguladoras têm a tarefa de adaptar as suas políticas e procedimentos para acomodar novos avanços científicos e metodologias de ensaio. Isto inclui a adoção de desenhos de ensaios adaptativos, o reconhecimento de provas do mundo real e a simplificação dos processos de aprovação de terapias inovadoras. Através destas adaptações, as entidades reguladoras apoiam a inovação, assegurando simultaneamente que o bem-estar dos participantes continua a ser fundamental.

COMITÉS DE ÉTICA: A BÚSSOLA ÉTICA

Revisão e controlo

Os comités de ética, incluindo os Institutional Review Boards (IRBs) nos Estados Unidos, desempenham um papel fundamental na salvaguarda da integridade ética dos ensaios clínicos. São responsáveis pela revisão inicial e contínua dos protocolos dos ensaios, garantindo que os direitos, a segurança e o bem-estar dos participantes são protegidos. As comissões de ética avaliam a relação risco-benefício dos ensaios, a adequação dos documentos de consentimento informado e a seleção equitativa dos participantes.

Orientação ética

Para além da revisão de protocolos, as comissões de ética fornecem orientação ética aos investigadores, abordando dilemas éticos emergentes e aconselhando sobre práticas centradas nos participantes. A sua supervisão estende-se à monitorização dos ensaios para verificar a conformidade com as normas éticas e responder a quaisquer incidentes ou preocupações que surjam durante o decurso da investigação.

RESPONSABILIDADES DO SECTOR

Colaboração para o bem-estar dos participantes

A salvaguarda do bem-estar dos participantes é uma responsabilidade partilhada que transcende os papéis individuais das partes interessadas. É necessária a colaboração entre a indústria farmacêutica, as agências reguladoras e os comités de ética. Este esforço de colaboração assegura que os ensaios clínicos são realizados com o máximo respeito pelos participantes, equilibrando a procura de inovação com obrigações éticas.

Transparência e responsabilidade

Uma cultura de transparência e responsabilidade é vital para promover a confiança e a conduta ética nos ensaios clínicos. Isto inclui a comunicação transparente dos resultados dos ensaios, a divulgação de potenciais conflitos de interesse e a responsabilização em casos de incumprimento ou infracções éticas. As partes interessadas devem comprometer-se com uma comunicação aberta e práticas éticas como base para o bem-estar dos participantes e o avanço da ciência médica.

As funções e responsabilidades das partes interessadas nos ensaios clínicos constituem a espinha dorsal de um sistema que se esforça por fazer avançar a ciência médica, ao mesmo tempo que defende os mais elevados padrões de prática ética. O impulso da indústria farmacêutica para a inovação, juntamente com a supervisão regulamentar e a orientação ética dos respectivos organismos, cria um ecossistema equilibrado em que o bem-estar dos participantes é a prioridade máxima. Através de esforços de colaboração, de um diálogo contínuo e de um compromisso partilhado com os princípios éticos, o objetivo coletivo de melhorar a saúde dos doentes e de fazer avançar os conhecimentos médicos pode ser alcançado com integridade e respeito pela dignidade humana.

O conceito de Investigação e Inovação Responsáveis sublinha a importância do envolvimento das partes interessadas no processo de inovação para garantir a desejabilidade social. No desenvolvimento de políticas farmacêuticas, o envolvimento ativo de várias partes interessadas é crucial para obter resultados abrangentes e inclusivos. As relações entre as partes interessadas baseadas na cooperação e na partilha de responsabilidades podem conduzir a uma maior criação de valor para todos os actores envolvidos em alianças multilaterais. No contexto da investigação clínica, as partes interessadas têm a responsabilidade de cumprir as directrizes éticas e de garantir o bem-estar dos participantes. A implementação de novas terapias, como a investigação em células estaminais, exige o envolvimento ativo das partes interessadas para tomar decisões informadas e manter a confiança do público. De um modo geral, as partes interessadas desempenham um papel vital nos processos de investigação e inovação, contribuindo para as práticas éticas, a inovação e o bem-estar dos participantes (34-39).

CHAPTER- 6
ABORDAR OS DESAFIOS ÉTICOS NOS MERCADOS EMERGENTES

A globalização dos ensaios clínicos tem envolvido cada vez mais os mercados emergentes, apresentando um conjunto único de desafios e oportunidades éticas. Este capítulo explora esta dinâmica, oferecendo uma visão das complexidades éticas e propondo abordagens inovadoras para a realização de investigação clínica em diversos contextos.

DESAFIOS NOS MERCADOS EMERGENTES

Diversos cenários regulamentares

Os mercados emergentes apresentam frequentemente ambientes regulamentares díspares, com diferentes graus de supervisão e aplicação. A falta de estruturas regulamentares padronizadas pode levar a inconsistências na condução dos ensaios, na proteção dos participantes e na integridade dos dados. A navegação nestes diversos ambientes regulamentares requer uma compreensão diferenciada das leis locais e das directrizes internacionais, o que representa um desafio significativo para os promotores globais.

Barreiras culturais e linguísticas

A realização de ensaios clínicos em diferentes contextos culturais e linguísticos introduz complexidades na comunicação, no consentimento informado e no envolvimento dos participantes. É fundamental garantir que a informação do ensaio seja transmitida e compreendida com exatidão, mas as barreiras linguísticas e as nuances culturais podem impedir este processo. Adaptar as estratégias de comunicação ao contexto local é essencial para uma interação ética e eficaz com os participantes.

Considerações socioeconómicas

Os participantes nos mercados emergentes provêm frequentemente de meios socioeconómicos variados, com acesso limitado aos cuidados de saúde. Este facto suscita preocupações éticas sobre o incentivo, a coerção e o potencial de exploração. Garantir que a participação é voluntária e informada, sem influência indevida, é um desafio ético fundamental nestes contextos.

Infra-estruturas e limitações de capacidade

Muitos mercados emergentes podem não ter as infra-estruturas e a capacidade de cuidados de saúde necessárias para apoiar ensaios clínicos complexos. Isto inclui limitações nas instalações médicas, pessoal treinado e capacidades logísticas.

Construir e manter uma infraestrutura de ensaio robusta, garantindo simultaneamente a segurança dos participantes e a qualidade dos dados, é um desafio fundamental.

OPORTUNIDADES E ABORDAGENS ÉTICAS

Criação de capacidades locais

Os ensaios clínicos oferecem a oportunidade de criar e melhorar as capacidades locais de cuidados de saúde. Através da formação de profissionais de saúde, da melhoria das infra-estruturas médicas e da promoção da literacia em investigação, os ensaios clínicos podem contribuir para o reforço do sistema de saúde a longo prazo. O compromisso ético envolve não só a realização de investigação, mas também o investimento no ecossistema de cuidados de saúde local.

Melhorar o acesso aos cuidados de saúde

Os ensaios clínicos podem proporcionar aos participantes o acesso a tratamentos inovadores que, de outra forma, poderiam não estar disponíveis. A conduta ética neste contexto significa assegurar um acesso equitativo, uma comunicação transparente sobre os potenciais riscos e benefícios e o acesso dos participantes a intervenções eficazes após o ensaio.

Envolvimento e capacitação da comunidade

O envolvimento com as comunidades locais e as partes interessadas é crucial para compreender as sensibilidades culturais, estabelecer a confiança e assegurar a realização de ensaios éticos. Os conselhos consultivos comunitários podem servir de plataformas de diálogo, permitindo a integração das perspectivas locais na conceção e realização dos ensaios. A capacitação das comunidades contribui para uma investigação mais ética, culturalmente sensível e centrada nos participantes.

Desenhos de ensaios inovadores e adaptativos

Os mercados emergentes podem beneficiar de concepções inovadoras de ensaios que sejam adaptadas aos contextos locais. Isto inclui ensaios descentralizados, a utilização de tecnologias digitais para monitorização remota e concepções adaptativas que se podem ajustar a resultados provisórios. Estas abordagens podem reduzir os encargos para os participantes e para os sistemas de saúde, melhorando simultaneamente a eficiência dos ensaios e a sua relevância para as populações locais.

Colaboração com as entidades reguladoras e instituições locais

As parcerias de colaboração com organismos reguladores locais, comissões de ética e instituições de investigação são fundamentais para navegar nas complexidades regulamentares e garantir a conformidade ética. Estas parcerias podem facilitar a harmonização de normas, promover a partilha de melhores práticas e apoiar os esforços de desenvolvimento de capacidades.

A expansão dos ensaios clínicos para mercados emergentes apresenta um cenário multifacetado de desafios e oportunidades éticas. A resposta a estes desafios exige um compromisso com os princípios éticos, sensibilidade cultural e abordagens inovadoras adaptadas aos contextos locais. Ao abraçar as oportunidades de desenvolvimento de capacidades, acesso a cuidados de saúde, envolvimento da comunidade e colaboração regulamentar, as partes interessadas podem realizar investigação clínica em mercados emergentes que não só façam avançar a ciência médica, mas também respeitem e beneficiem as comunidades e os participantes locais. Através destes esforços concertados, a comunidade global de investigação clínica pode navegar pelas complexidades de diversos contextos com integridade e propósito, assegurando que os benefícios dos ensaios clínicos são partilhados equitativamente em todo o mundo.

A globalização dos ensaios clínicos em mercados emergentes apresenta desafios e oportunidades éticas únicas. Os diversos cenários regulamentares nestes mercados exigem uma compreensão diferenciada das leis locais e das directrizes internacionais. As barreiras culturais e linguísticas introduzem complexidades na comunicação, no consentimento informado e no envolvimento dos participantes. As considerações socioeconómicas levantam preocupações éticas sobre o incentivo, a coerção e a exploração. As limitações das infra-estruturas e das capacidades nos mercados emergentes colocam desafios à realização dos ensaios e à segurança dos participantes. No entanto, existem oportunidades para abordagens éticas nestes contextos. A criação de capacidades locais através da formação de profissionais de saúde e da melhoria das infra-estruturas contribui para o reforço do sistema de saúde a longo prazo. Os ensaios clínicos podem melhorar o acesso aos cuidados de saúde, proporcionando aos participantes tratamentos inovadores e garantindo um acesso equitativo. O envolvimento e a capacitação da comunidade, bem como a colaboração com reguladores e instituições locais, são cruciais para a realização de ensaios éticos. As concepções inovadoras dos ensaios, como os ensaios descentralizados e a utilização de tecnologias digitais, podem reduzir os encargos e aumentar a eficiência dos ensaios. Ao abraçar estas oportunidades e enfrentar os desafios, a investigação clínica em mercados emergentes pode fazer avançar a ciência médica, respeitando e beneficiando simultaneamente as comunidades e os participantes locais (40-45).

CAPÍTULO-7
DIRECÇÕES FUTURAS EM MATÉRIA DE INOVAÇÕES ÉTICAS

O panorama da investigação clínica está em constante evolução, impulsionado pelos avanços tecnológicos, mudanças nas perspectivas éticas e a busca incessante do conhecimento científico. Este capítulo explora as previsões para as tendências futuras da investigação clínica, dando ênfase às inovações tecnológicas e metodológicas, e delineia estratégias para melhorar as práticas éticas neste ambiente dinâmico.

TENDÊNCIAS FUTURAS DA INVESTIGAÇÃO CLÍNICA

Inovações tecnológicas

- **Inteligência Artificial (IA) e Aprendizagem Automática (AM):** A IA e a ML estão preparadas para transformar a investigação clínica, melhorando as capacidades de análise de dados, optimizando a conceção dos ensaios e facilitando a identificação de participantes adequados. A análise preditiva pode prever os resultados dos ensaios, simplificar o processo de desenvolvimento de medicamentos e personalizar os cuidados prestados aos doentes.

- **Dispositivos vestíveis e saúde móvel (mHealth):** A integração de dispositivos portáteis e tecnologias mHealth em ensaios clínicos oferece uma monitorização contínua e em tempo real dos participantes, reduzindo a necessidade de visitas frequentes ao local e aumentando a conveniência dos participantes. Estas tecnologias prometem melhorar a adesão, o envolvimento e a recolha de provas no mundo real.

- **Tecnologia de cadeia de blocos:** As cadeias de blocos podem revolucionar a integridade e a segurança dos dados nos ensaios clínicos. Ao facilitar a partilha segura, transparente e inviolável de dados, a tecnologia de cadeia de blocos garante a rastreabilidade de todas as actividades relacionadas com os ensaios, aumentando a confiança entre as partes interessadas.

Inovações metodológicas

- **Ensaios clínicos descentralizados (DCTs):** Os ECD, apoiados por tecnologias digitais, permitem a participação à distância, tornando os ensaios mais acessíveis e reduzindo as barreiras geográficas e socioeconómicas à participação. Os ECD representam uma mudança para modelos de investigação mais centrados no doente.

- **Concepções de ensaios adaptáveis:** Os desenhos adaptativos tornar-se-ão cada vez mais prevalecentes, oferecendo a flexibilidade de modificar os parâmetros dos ensaios com base em resultados intermédios. Esta abordagem acelera o processo de desenvolvimento, melhora a eficiência dos recursos e pode conduzir a ensaios mais éticos, minimizando a exposição dos participantes a tratamentos menos eficazes.

- **Medicina de precisão:** A ascensão da medicina de precisão, sustentada por dados genómicos e biomarcadores, conduzirá a tratamentos mais direccionados e eficazes. Os ensaios clínicos neste domínio exigem novas concepções que tenham em conta populações de doentes mais pequenas e geneticamente definidas.

REFORÇO DAS PRÁTICAS ÉTICAS

Reforçar os processos de consentimento informado

- O futuro do consentimento informado reside no aproveitamento da tecnologia para criar processos de consentimento dinâmicos e interactivos, adaptados aos níveis de compreensão e preferências individuais. As plataformas digitais podem facilitar o consentimento contínuo, permitindo que os participantes ajustem as suas preferências à medida que os ensaios avançam.

Promover a diversidade e a inclusão

- As estratégias para aumentar a diversidade nos ensaios clínicos incluem esforços de sensibilização dirigidos a populações sub-representadas, a utilização de clínicas móveis para aceder a áreas remotas e a implementação de materiais de ensaio culturalmente sensíveis. Assegurar uma representação diversificada dos participantes aumenta a generalização dos resultados dos ensaios e aborda as disparidades nos resultados dos cuidados de saúde.

Considerações éticas sobre a utilização de dados

- À medida que os dados se tornam um foco central da investigação clínica, as considerações éticas em torno da privacidade, do consentimento e da utilização da IA na tomada de decisões serão fundamentais. É fundamental estabelecer quadros para a utilização ética da IA, garantir a transparência no tratamento dos dados e proteger a privacidade dos dados dos participantes.

Evolução da regulamentação

- Os organismos reguladores terão de se adaptar para acompanhar o ritmo das inovações tecnológicas e metodológicas. Isto inclui a atualização das directrizes para abordar as preocupações éticas relacionadas com as tecnologias digitais, os ensaios descentralizados e a medicina de precisão. Uma abordagem regulamentar proactiva e adaptável apoia a inovação, salvaguardando simultaneamente o bem-estar dos participantes.

Colaboração e harmonização globais

- As práticas éticas nos ensaios clínicos beneficiarão de uma maior colaboração global e da harmonização das normas. A partilha de melhores práticas, dados e recursos além-fronteiras pode abordar os desafios da saúde global de forma mais eficaz, garantindo que as inovações éticas beneficiam todas as populações.

O futuro da investigação clínica está situado na intersecção da inovação e da ética, com os avanços tecnológicos e metodológicos a oferecerem oportunidades sem precedentes para o avanço da ciência médica. À medida que o panorama evolui, o mesmo acontece com os quadros éticos que regem os ensaios clínicos, assegurando que o bem-estar dos participantes permanece no centro dos esforços de investigação. Ao abraçar as inovações tecnológicas, adotar concepções de ensaios adaptativas e inclusivas e reforçar as práticas éticas, a comunidade de investigação clínica pode navegar no futuro com um compromisso para com a integridade, a inclusão e o avanço da saúde global.

As inovações tecnológicas na investigação clínica incluem a utilização da inteligência artificial (IA) e da aprendizagem automática (ML) para a análise de dados e a conceção de ensaios. Os dispositivos vestíveis e as tecnologias de saúde móvel (mHealth) permitem a monitorização em tempo real e melhoram a comodidade dos participantes. A tecnologia Blockchain garante a integridade e a segurança dos dados nos ensaios clínicos. As inovações metodológicas incluem ensaios clínicos descentralizados (DCTs) que permitem a participação remota e concepções de ensaios adaptativas que modificam os parâmetros com base em resultados provisórios. A medicina de precisão, orientada por dados genómicos e biomarcadores, exige novas concepções de ensaios. As práticas éticas podem ser reforçadas através da criação de processos de consentimento dinâmicos e interactivos utilizando a tecnologia. As estratégias para promover a diversidade e a inclusão nos ensaios são importantes para abordar as disparidades nos cuidados de saúde. É necessário ter em conta as considerações éticas relativas à utilização de dados, à privacidade e à tomada de decisões por IA. Os organismos reguladores devem adaptar-se aos avanços tecnológicos e promover a colaboração global e a harmonização das normas (4658).

CAPÍTULO-8
CONCLUSÃO

A viagem através da paisagem em evolução da investigação clínica revela um tema persistente: o delicado equilíbrio entre a busca incessante da inovação e o compromisso inabalável com a integridade ética. Este capítulo final sintetiza as principais ideias recolhidas a partir da exploração dos avanços tecnológicos, dos quadros regulamentares e dos dilemas éticos que acompanham a investigação clínica, lançando um apelo à ação para as partes interessadas em todo o espetro.

RESUMO DAS PRINCIPAIS PERCEPÇÕES

Atingir o equilíbrio

- O cerne da investigação clínica reside na sua capacidade de inovar - levando tratamentos inovadores do conceito à realidade. No entanto, esta inovação não deve ultrapassar os princípios éticos que salvaguardam o bem-estar dos participantes, assegurando que os avanços na medicina são alcançados de forma responsável e justa.

- As inovações tecnológicas, da IA aos ensaios descentralizados, oferecem profundas oportunidades para melhorar a eficiência e a eficácia da investigação clínica. No entanto, estas tecnologias também introduzem novas considerações éticas, particularmente em torno da privacidade dos dados, do consentimento informado e do acesso equitativo à participação na investigação.

- Os organismos reguladores e os comités de ética funcionam como guardiões da integridade ética, estabelecendo normas e orientações que navegam na complexa interação entre os rápidos avanços científicos e a proteção dos direitos humanos. O seu papel está a tornar-se cada vez mais dinâmico, exigindo adaptabilidade para supervisionar um ambiente de investigação em constante evolução.

- A indústria farmacêutica, juntamente com as instituições académicas e de investigação, tem a responsabilidade de promover a inovação ética. Isto inclui não só a adesão às orientações regulamentares, mas também um envolvimento proactivo na definição de padrões éticos mais elevados, garantindo a transparência da investigação e promovendo a confiança dos participantes e do público.

UM APELO À ACÇÃO

À luz destes conhecimentos, a comunidade de investigação clínica é chamada a

- **Promover a vigilância contínua:** As partes interessadas devem manter-se vigilantes, examinando e avaliando continuamente as implicações éticas das novas metodologias e tecnologias de investigação. Esta vigilância é crucial para identificar e resolver potenciais questões éticas antes que estas se manifestem.

- **Avançar nos quadros éticos:** Como clínicos a investigação evolui, o mesmo acontece com a quadros que a orientam. Isto implica a atualização das orientações para refletir novos conhecimentos, tecnologias e valores sociais, assegurando que as considerações éticas acompanham a inovação.

- **Promover uma investigação inclusiva e equitativa:** Devem ser intensificados os esforços para eliminar os obstáculos à participação na investigação, garantindo que os ensaios clínicos sejam acessíveis e relevantes para as diversas populações. Isto inclui estratégias para aumentar a diversidade na participação em ensaios e para abordar as disparidades na saúde através de prioridades de investigação.

- **Cultivar a colaboração global:** Os desafios e oportunidades da investigação clínica são de natureza global. A colaboração transfronteiriça pode facilitar a partilha das melhores práticas, a harmonização das normas éticas e a reunião de recursos para enfrentar mais eficazmente os desafios globais da saúde.

- **Envolver e educar o público:** É imperativo construir a confiança do público na investigação clínica. A comunicação transparente, as iniciativas de envolvimento do público e os programas educativos podem desmistificar a investigação clínica, realçar os seus fundamentos éticos e incentivar a participação informada.

O equilíbrio entre a inovação e a integridade ética na investigação clínica não é um objetivo estático, mas sim um processo dinâmico que exige um esforço, uma reflexão e uma adaptação contínuos. À medida que o panorama da investigação clínica progride, as partes interessadas têm de navegar neste delicado equilíbrio com visão, responsabilidade e um compromisso coletivo para defender os mais elevados padrões éticos. O futuro da investigação clínica é brilhante e promissor, oferecendo o potencial para resolver alguns dos desafios de saúde mais prementes da humanidade. No entanto, a concretização deste potencial depende da nossa capacidade de inovar eticamente, assegurando que a busca do conhecimento respeita sempre a dignidade e os direitos daqueles que para ela contribuem. O apelo à ação é claro: avancemos na ética da investigação clínica com a mesma paixão e intensidade que dedicamos à inovação científica, pois na harmonia destes esforços reside o verdadeiro progresso da medicina.

A conclusão sublinha a necessidade de um equilíbrio entre inovação e integridade ética na investigação clínica. Salienta a importância de aderir aos princípios éticos ao mesmo tempo que se procuram tratamentos inovadores e avanços tecnológicos. Os organismos reguladores e os comités de ética desempenham um papel crucial na definição de normas e orientações para proteger os direitos humanos face aos rápidos avanços científicos. A indústria farmacêutica, juntamente com as instituições académicas e de investigação, tem a responsabilidade de promover a inovação ética e fomentar a confiança dos participantes e do público. A comunidade de investigação clínica é chamada a manter-se vigilante, a atualizar os quadros éticos, a promover a investigação inclusiva e equitativa, a cultivar a colaboração global e a envolver e educar o público. Alcançar o equilíbrio entre inovação e integridade ética exige um esforço contínuo, reflexão e adaptação. O futuro da investigação clínica depende da nossa capacidade de inovar eticamente e de manter os mais elevados padrões éticos (59-60)

REFERÊNCIAS

1. Venkataramana, Kandi, Sabitha, Vadakedath. (2022). Considerações éticas na investigação clínica: A Comprehensive Review. Jornal Americano de Investigação em Saúde Pública, doi: 10.12691/ajphr-10-2-2

2. Jennifer, E., Miller, Joseph, Millum. (2022). Considerações éticas na seleção de locais de ensaios clínicos internacionais. BMJ Global Health, doi: 10.1136/bmjgh-2021-008012

3. Yudong, Qiu. (2022). Questões éticas na investigação clínica inovadora. Cirurgia hepatobiliar e nutrição, doi: 10.21037/hbsn-22-426

4. Torbjorn, Callreus. (2022). The Randomised Controlled Trial at the Intersection of Research Ethics and Innovation. Medicina farmacêutica, doi: 10.1007/s40290-022-00438-8

5. Samantha, Cruz, Rivera, Olalekan, Lee, Aiyegbusi, Jonathan, Ives, Christina, Yap, M., Calvert.et al (2022). Considerações éticas para a inclusão de resultados relatados pelo paciente na pesquisa clínica: The PRO Ethics Guidelines... JAMA, doi: 10.1001/jama.2022.6421

6. Viceng, Torra. (2023). An Introduction to Clinical Trials. doi: 10.1093/med/9780198885238.001.0001

7. Madelaine, Moore. (2023). 2000 Years of Clinical Trials. doi: 10.1097/cnj.0000000000001047

8. Introdução à Investigação de Ensaios Clínicos. (2023) doi: 10.1017/9781108917919.002

9. História da Investigação em Ensaios Clínicos. (2023) doi: 10.1017/9781108917919.003

10. Kushimova, Maxbuba, Janibekovna, Yves, Le, Loir. (2022). O futuro da metodologia dos ensaios clínicos: Accomplishments and Challenges Ahead. doi: 10.1213/ane.0000000000005935

11. S., Narayanasetty, Jallu, Ravindra. (2021). Uma revisão sobre ensaios clínicos virtuais: O futuro. doi: 10.47583/IJPSRR.2021.V68I01.019

12. Hemant, Arya, Mohane, Selvaraj, Coumar, Tarun, Kumar, Bhatt. (2021). Breve introdução à investigação clínica e aos ensaios. doi: 10.1016/B978-0-12- 821471-8.00020-9

13. Stephen, Honeybul, Kwok, M., Ho. (2021). Ética da investigação em ensaios clínicos. doi: 10.1007/978-3-030-78075-3_30

14. V., Zaiets. (2023). Ética em Ciências da Vida e Investigação. Série UNIPA Springer, doi: 10.1007/978-3-031-24060-7_3

15. Cristian, Timmermann, Marcin, Orzechowski, O, N, Kosenko, Katarzyna, Woniak e Florian, Steger. (2022). Consentimento informado em estudos clínicos que envolvem participantes humanos: Ethical Insights of Medical Researchers in Germany and Poland. Frontiers inMedicine , doi: 10.3389/fmed.2022.901059

16. Aakash, Deep. (2022). Ética dos ensaios clínicos de dispositivos médicos. doi: 10.1016/b978-0-323-91126-9.00006-7

17. Shahriar, Mousavinejad, Shabnam, Bazmi, Mostafa, Rezaei-Tavirani, Ehsan, Shamsi- Gooshki, Seyed, Ali, Enjoo, Mehrzad, Kiani. (2022). Ethical Considerations in Conducting Clinical Trials (Considerações éticas na realização de ensaios clínicos). Revista internacional de toxicologia médica e medicina legal, doi: 10.32598/ijmtfm.v11i4.34863

18. Marcin, Karcz. (2021). Princípios éticos e leis que regem a investigação clínica. doi: 10.1007/978-3- 030-68570-6_28

19. Aisling, R., Caffrey, Aisling, R., Caffrey, Aisling, R., Caffrey, Austin, R., Horn. (2021). Considerações sobre a proteção dos participantes na investigação. doi: 10.1016/B978-0-12-817663-4.00018-0

20. Corina, Naughton, Elaine, Meehan, Elaine, Lehane, Josephine, Hegarty, et al. (2020). Quadros éticos para actividades de melhoria da qualidade: An Analysis of International Practice. Revista Internacional para a Qualidade nos Cuidados de Saúde, doi: 10.1093/INTQHC/MZAA092

21. Maria, Alexandra, Ribeiro. (2021). Regulamento (UE) n.º 536/2014 relativo aos ensaios clínicos de medicamentos para uso humano: oportunidades de inovação e desafios éticos.doi: 10.17566/CIADS.V10I3.775

22. Reshma, Pushpa, Murali, Lovely, Joylein, Castelino, Ravi, Gundadka, Shriram, Akhilesh, Dubey. (2020). Requisitos regulamentares e inovação: A Comparison of Stability Study in the United States Food and Drug Administration (USFDA) and the Gulf Cooperation Council (GCC). Revista internacional de investigação farmacêutica, doi: 10.5530/IJPI.2020.3.48

23. A influência do sistema regulamentar na conceção do estudo e nas práticas de gestão de dados em ensaios clínicos. Wiadomosci lekarskie (Varsóvia, Polónia), (2022) doi: 10.36740/wlek202205125

24. Neha, Meshram, Vinita, Kale, Dinesh, M., Biyani, Milind, J., Umekar. (2023). Visão geral regulamentar sobre novos medicamentos e regras de ensaios clínicos, 2019. Revista internacional de assuntos regulatórios de medicamentos, doi: 10.22270/ijdra.v11i1.578

25. Ensaios clínicos: The Role of Regulatory Agencies, Pharmacovigilance Laws, Guidelines, Risk Management, Patenting, and Publicizing Results. Borneo Journal of Pharmacy, (2023) doi: 10.33084/bjop.v6i1.3263

26. Maschler, M., Solan, E., & Zamir, S. (2013). Teoria dos jogos (1ª ed.): Cambridge University Press.

27. Kumari, Ankita. (2023). Avanços recentes em ensaios clínicos e implementação. INDIAN JOURNAL OF APPLIED RESEARCH, doi: 10.36106/ijar/8706402

28. Simulações de Ensaios Clínicos. (2023). doi: 10.1017/9781108917919.006

29. Conceção experimental em ensaios clínicos (2023) doi: 10 1016/b978-0-323-98814-8 00011-1

30. Carlo, Petrini , Chiara, Mannelli , Luciana, Riva , Sabina, Gainotti , Gualberto, Gussoni (2022) Ensaios clínicos descentralizados (DCTs): A few ethical considerations Frontiers in Public Health, doi: 10 3389/fpubh 2022 1081150

31. Parsa, Gul , Warda, Arooj, Kausar (2022) Virtual Clinical Trials: An Overview doi: 10 31703/giidr 2022(vii-i) 01

32. Ensaios clínicos descentralizados: Um Novo Paradigma para o Desenvolvimento de Novos Produtos Médicos e Terapêuticas Digitais (2022) doi: 10 1201/9781003017288-18

33. Torbjorn, Callreus . (2022) . The Randomised Controlled Trial at the Intersection of Research Ethics and Innovation [O ensaio aleatório controlado na intersecção da ética e da inovação na investigação]. Medicina farmacêutica, doi: 10.1007/s40290-022-00438-8

34. Abdelmalik, Khalafalla. (2022). Stakeholders in Research and Innovation: Towards Responsible Governance. Biblioteca de ética e filosofia aplicada, doi: 10.1007/978-3-031-14710-4_12

35. Lixeiras, PDF. (2023). Partes interessadas no desenvolvimento da política farmacêutica. doi: 10.5772/intechopen.105606

36. Chiara, Civera, R., Edward, Freeman. (2020). Relações e responsabilidades das partes interessadas: A NewPerspective doi: 10.4468/2019.1.04CIVERA.FREEMAN

37. Clemens, Heyder, Solveig, Lena, Hansen, Claudia, Wiesemann. (2020). Aspectos éticos da tradução da pesquisa com produtos de células-tronco pluripotentes humanas para a prática clínica: Uma abordagem das partes interessadas. doi: 10.1080/20502877.2020.1724708

38. Deepak, C., Chilkoti. (2019). Partes interessadas, recursos e documentos na investigação clínica. doi: 10.1016/B978-0-12-814276-9.00025-8

39. Shuangsheng, Yan, Ning, Liu. (2018). Responsabilidade ética de pesquisadores e sujeitos em ensaios clínicos de drogas. doi: 10.15406 / JLRDT.2018.04.00085

40. Katarzyna, Klas, Karolina, Strzebonska, Marcin, Waligora. (2023). Desafios éticos de ensaios clínicos com um medicamento reaproveitado em surtos. Medicina, Cuidados de Saúde e Filosofia, doi: 10.1007/s11019-023-10140-4

41. Experiências e desafios com o novo Regulamento Europeu de Ensaios Clínicos. (2023). doi: 10.21203/rs.3.rs-2514582/v1

42. Vias de consentimento complexas e alternativas em ensaios clínicos: desafios metodológicos e éticos

encontradas por grupos carenciados e um apelo à ação. (2022) doi: 10.21203/rs.3.rs-2123156/v1

43. Jennifer, E., Miller, Joseph, Millum. (2022). Considerações éticas na seleção de locais de ensaios clínicos internacionais. BMJ Global Health, doi: 10.1136/bmjgh-2021-008012

44. Assya, Pascalev. (2022). 191 Considerações Éticas de Ensaios Clínicos Descentralizados. Jornal de ciência clínica e translacional, doi: 10.1017/cts.2022.95

45. Dan, K, Kaye. (2022). Navegando pelos desafios éticos da realização de ensaios clínicos randomizados no COVID-19. Filosofia, Ética e Humanidades em Medicina, doi: 10.1186/s13010-022-00115-3

46. Joel, E., Pacyna, Jon, C., Tilburt. (2023). Os ensaios clínicos pragmáticos éticos exigem a virtude da inquietação cultivada. American Journal of Bioethics, doi: 10.1080/15265161.2023.2217114

47. Robert, M., Califf, Ruth, R., Faden, Nancy, E., Kass, Stephanie, R., Morain. (2023). Desafios na ética e implementação de sistemas de saúde de aprendizagem. American Journal of Bioethics, doi: 10.1080/15265161.2023.2223033

48. Timothy, C., Hardman, Robert, Aitchison, R., Scaife. (2023). O futuro dos ensaios clínicos e do desenvolvimento de medicamentos: 2050. Drogas em contexto, doi: 10.7573/dic.2023-2-2

49. Muhammad, Shahzeb, Khan, Muhammad, Darren, K., McGuire.et al (2023). Aproveitar os registos de saúde electrónicos para racionalizar a realização de ensaios clínicos cardiovasculares... European heart journal, doi: 10.1093/eurheartj/ehad171

50. Carlo, Petrini, Chiara, Mannelli, Luciana, Riva, Sabina, Gainotti e Gualberto, Gussoni. (2022). Ensaios clínicos descentralizados (DCTs): Algumas considerações éticas. Frontiers in Public Health, doi: 10.3389/fpubh.2022.1081150

51. Kumari, Ankita. (2023). Avanços recentes em ensaios clínicos e implementação. INDIAN JOURNAL OF APPLIED RESEARCH, doi: 10.36106/ijar/8706402

52. Cornelius, Immanuel, WeiB. (2023). Future Directions in Clinical Research Informatics. Computadores nos cuidados de saúde, doi: 10.1007/978-3-031- 27173-1_25

53. Stephanie, R., Morain, Juli, Bollinger, Kevin, P., Weinfurt, Jeremy, Sugarman. (2022). Desafios éticos na partilha de dados de ensaios clínicos pragmáticos. ClinicalTrials , doi: 10.1177/17407745221110881

54. Tendências de Ensaios Clínicos do Ano 2023 e Visão para o Futuro. (2023). doi: 10.55828/ijcicr-21-04

55. G, B, S, Iyalomhe, P, A, Imomoh. (2008). Ética dos Ensaios Clínicos. Revista Nigeriana de Medicina: revista da Associação Nacional de Médicos Residentes da Nigéria, doi: 10.4314/NJM.V16I4.37326

56. Patralekha, Chatterjee. (2008). Clinical Trials in India: Ethical Concerns (Ensaios Clínicos na Índia: Preocupações Éticas): Transnational Drug Companies Are Moving Their Clinical Trials Business to India, Giving a New Urgency to Clinical Trials Registry Reform There. Boletim da Organização Mundial de Saúde, doi: 10.2471/BLT.08.010808

57. Vicki, Brower. (2003). A ética da inovação. EMBOReports , doi: 10.1038/SJ.EMBOR.EMBOR815

58. Michael, Howard, Cohen. (2002). Future Medicine: Ethical Dilemmas, Regulatory Challenges, and Therapeutic Pathways to Health Care and Healing in Human Transformation.

59. Marina, Espriu, J., Bigorra, Pedro, Gallo, Laura, Sampietro-Colom. (2022). PD14 Um novo modelo equitativo de pesquisa e desenvolvimento biomédico: Resultados preliminares de um estudo piloto aplicando métodos de valor VALIDATE. Revista Internacional de Avaliação Tecnológica em Cuidados de Saúde, doi: 10.1017/S0266462322002768

60. Carlo, Petrini, Chiara, Mannelli, Luciana, Riva, Sabina, Gainotti e Gualberto, Gussoni. (2022). Ensaios clínicos descentralizados (DCTs): Algumas considerações éticas. Frontiers in Public Health, doi: 10.3389/fpubh.2022.1081150

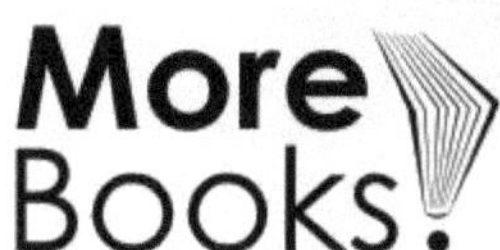
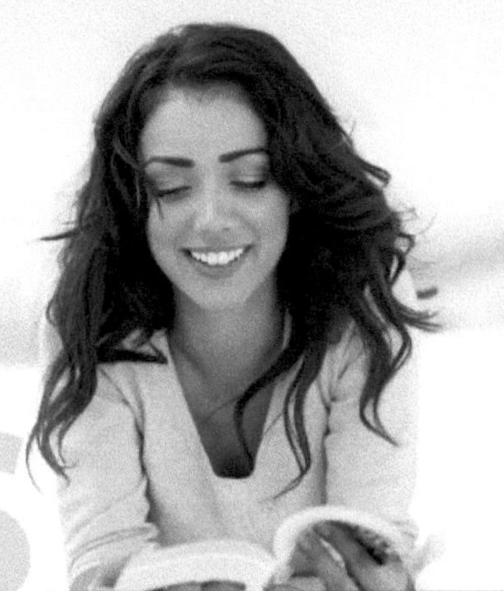

I want morebooks!

Buy your books fast and straightforward online - at one of world's fastest growing online book stores! Environmentally sound due to Print-on-Demand technologies.

Buy your books online at
www.morebooks.shop

Compre os seus livros mais rápido e diretamente na internet, em uma das livrarias on-line com o maior crescimento no mundo! Produção que protege o meio ambiente através das tecnologias de impressão sob demanda.

Compre os seus livros on-line em
www.morebooks.shop

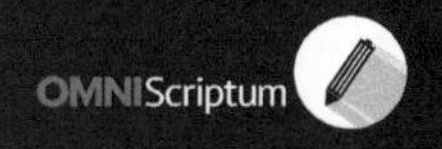

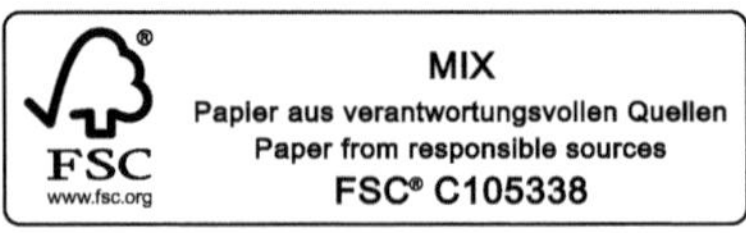

Printed by Books on Demand GmbH, Norderstedt / Germany